市民健康普及教育丛书

口腔健康科普

科普

100

问

主 编 应彬彬

U0211225

ZHEJIANG UNIVERSITY PRESS
浙江大学出版社
·杭州·

图书在版编目（CIP）数据

口腔健康科普100问 / 应彬彬主编. — 杭州：浙江
大学出版社，2023.3
ISBN 978-7-308-23558-7

Ⅰ. ①口… Ⅱ. ①应… Ⅲ. ①口腔－保健－问题
解答 Ⅳ. ①R78-44

中国国家版本馆CIP数据核字(2023)第037427号

口腔健康科普100问
KOUQIANG JIANKANG KEPU 100 WEN

应彬彬　主编

策划编辑　柯华杰
责任编辑　徐　霞
责任校对　秦　瑕
封面设计　林智广告
出版发行　浙江大学出版社
　　　　　　（杭州市天目山路148号　　邮政编码　310007）
　　　　　　（网址：http://www.zjupress.com）
排　　版　杭州林智广告有限公司
印　　刷　杭州捷派印务有限公司
开　　本　889mm×1194mm　1/32
印　　张　2.375
字　　数　35千
版 印 次　2023年3月第1版　2023年3月第1次印刷
书　　号　ISBN 978-7-308-23558-7
定　　价　25.00元

浙江大学出版社市场运营中心联系方式：0571-88925591；http://zjdxcbs.tmall.com

疾病，自古以来就是人类无法绕过的话题，它与人类相伴相随，一直影响着人类社会和人类文明。随着科技的飞速进步及社会的不断发展，人类在与疾病的斗争中不断取得胜利，人类对于自身的健康有了越来越多的主动权。特别是近年来，随着国民健康意识的不断提升，越来越多的人关注健康问题，追求"主动健康"。国家也在以前所未有的力度推进"健康中国"建设，倡导健康促进理念，深入实施"将健康融入所有政策"。2019年7月，国务院启动"健康中国行动（2019—2030年）"，部署了15个专项行动，其中第1项就是"健康知识普及行动"，这也凸显了国家对健康知识普及工作的重视。

健康科普是医务工作者的责任，也是医务工作者的义务。人们常说，"医者，有时是治愈，常常是帮助，总是去安慰"。作为医生，我们在临床工作中，发现许多患者朋友有共同的问题或困惑，如果我们能够提前做好科普，答疑解惑，后续的治疗就能事半功倍。通过科普书籍传递健康知识，打破大众的医学认知壁

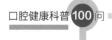

垒，能为未病者带去安慰，增强健康知识储备；为已病者提供帮助，使其做一个知情的患者；给久病者以良方，助其与医生共同对付难缠的疾病。这就是编写本丛书的初衷，也是编写本丛书的目的。

都说医生难，其实大部分没有医学知识的普通民众更难。面对庞杂的医疗信息，面对各地不均衡的医疗水平，面对复杂的疾病，一方面要做自己健康的第一责任人，另一方面还要时刻关注家人的身心健康。我作为医生同时又是医院管理者，也一直在思考能为广大民众做点什么，以期既能够治愈来医院就诊的患者，又能为出于这样或那样的原因不能来医院面诊的患者解决问题。

这套科普丛书，就可以解决这个问题。它以医学知识普及为目的，从医生的专业角度，为患者梳理了常见疾病预防治疗的建议。丛书共 15 册，涵盖了情绪管理、居家护理、肥胖、睡眠、糖尿病、肾脏病、糖尿病肾脏病、口腔健康、呼吸系统疾病、骨质疏松、脑卒中、心脏病、高血压、女性卵巢保护、前列腺疾病 15 个主题。每册包含 100 个常见问题（个别分册包含 100 多个常见问题），全书以一问一答的形式，分享与疾病相关的健康知识。丛书的编者都拥有丰富的临床经验，是各科室和学科专业的骨干。丛书分享的知识点都是来源于一线医务工作者在疾病管理中的实践经验，针对性强。通过阅读，你可以快速而有针对性地找到自己关心的问题，并获得解决问题的办法，从而解除健康困扰。你也可以从别人的问题中受到些许启发，从而在守卫健康的过程中少走一些弯路，多做一些科学的、合理的选择，养成良好的健康生活方式。因此，特撰文以推荐，希望我们这个庞大的医生朋友团队用科普的力量，在促进健康的道路上与你一路同行。

　　未病早预防，有病遇良方，愿大家都能永葆健康！

2023 年 3 月

前言

在日常生活中，许许多多的老百姓经受着口腔疾病的困扰。口腔疾病也贯穿着人的一生，从乳牙的萌出，恒牙的替换，到青少年时期的智齿萌出，颞下颌关节疾病发作，再到中年的牙周炎症状初显，老年的根面龋，牙齿脱落甚至牙列缺失等。如何帮助老百姓更好地了解口腔疾病，从而一定程度上预防其发生，在出现问题后如何更快地寻求医生的帮助甚至自我处理？我们希望本书为广大老百姓提供指导，全面了解口腔疾病的发生，从而降低口腔疾病的发生率，减轻老百姓的痛苦。

全书通过 3 万余字，10 幅图片，以一问一答的形式简洁又通俗明了地介绍了口腔常见疾病及患者在发病过程中遇到的常见问题。前 15 个问题主要介绍了口腔外科疾病，如拔牙的适应证和拔牙后的注意事项等；第 16 ～ 29 个问题涉及牙体牙髓疾病，如蛀牙、牙神经炎的临床表现、急症处理方法和术后注意事项等；第 30 ～ 45 个问题主要介绍了牙周相关疾病，如牙龈病和牙周病的预防和治疗等；第 46 ～ 59 个问题回答了老百姓在口腔修复即镶牙过程中经常遇到的问题；第 60 ～ 75 个问题和第 76 ～ 90 个问题分

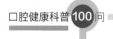
别回答了患者在矫正和种植牙齿过程中经常遇到的问题；最后 10 个问题介绍了颞下颌关节疾病的发病原因、诊断和治疗方法等。

本书的编写，得到了医院、各科室领导和机关多方面的指导、支持、鼓励和帮助。编写人员不辞辛劳地撰稿，多次讨论，反复修改，精心设计图片，力求尽善尽美。另外，要特别感谢以下同仁在编写过程中提供的大力协助。他们是浙江大学口腔医学系的娄依婷博士、我的同事孙素珍医生、王月萍同志，还有浙江大学出版社的徐霞编辑等。

当然，鉴于水平、经验和条件，本书如有疏漏错误的地方，还恳请同行及广大读者提出宝贵的意见和建议，以便再版时修订，使本书更加完善。

应彬彬

2023 年 2 月

目　录
CONTENTS

1　牙齿痛的时候能拔牙吗?

不同性质疼痛的患牙，处理方法各有不同。

牙髓炎引起牙齿疼痛，这个情况下是可以拔牙的。主要表现为牙齿夜间疼痛，冷热痛，并且不知道哪颗患牙在痛。但是如果这颗牙齿缺损不大，有保留价值，最好不要拔除，完成根管治疗后再套上牙套，还是可以继续使用的。当然，没有保留价值的牙齿，比如智齿就可以在牙髓炎发作时在局麻下拔除。

智齿冠周、根尖周和牙周发生急性炎症引起牙齿疼痛，这个时候不建议拔牙。因为不仅麻醉药渗透不到炎症区域的神经组织，容易导致继发感染，而且会导致术后疼痛加重。此时应该先请医生做急性处理，等疼痛减轻后再做进一步的治疗或拔除。

2　松动的牙齿一定要拔除吗?

不是所有松动的牙齿都需要拔除。出现以下情况就必须拔除：换牙期间乳牙松动，如果恒牙已经萌出，而乳牙仍然未脱落，则需要拔除；牙周病导致Ⅲ度松动牙，经评估没有保留价值的也需要拔除，否则就会成为一个病灶使颌骨进一步遭到破坏；肿瘤区域

内的松动牙，应在肿瘤切除时一同拔除。

以下情况的松动牙可不必拔除：因根尖周炎急性发作引起的牙齿松动，可以通过根管治疗使松动情况缓解，从而保留患牙；由外伤造成的牙齿松动，在条件允许时，先行复位，然后与相邻牙齿一起进行结扎固定。

3 拔牙后需要注意什么?

尽管拔牙是口腔科常用的治疗技术之一，也是最基本的手术，但是切莫将之看得过于简单而掉以轻心。

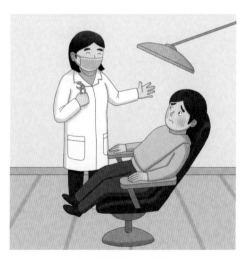

拔牙注意事项很重要

拔牙后的注意事项主要包括以下几点。

（1）将纱布或棉球置于拔牙窝，咬紧半个小时以上压迫止血，去掉纱布或棉球后仍有出血的则继续压迫。若自觉出血量过多或持续不止，应及时去医院就诊。

（2）拔牙后 2 小时以上，待麻醉药效果退去后方可进食，进温凉的软食。拔牙后 24 小时内，不能进行漱口和刷牙，以免创口出血。拔牙当天不宜喝酒，不能吸烟，不宜做剧烈运动。

（3）拔牙后 1 周内避免使用拔牙侧咀嚼，术后 5～7 天拆线。

（4）拔牙近期内勿用舌尖舔舐、吸吮伤口，更不能用手指触摸伤口。

4 拔牙后需要挂盐水吗？

一般来说，若拔牙过程顺利，时间短的可以不用消炎药，如果是智齿、慢性根尖周炎、创伤较大的牙周炎或慢性牙周脓肿的患者，拔牙术后酌情口服消炎药。糖尿病、细菌性心内膜炎、肾病患者，术前、术后均需要进行预防性抗生素用药。

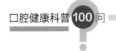 5 拔牙后脸肿应该怎么办?

建议拔牙后 24 小时内先进行冷敷 (可以用干毛巾包裹一个小冰袋进行局部冷敷);24 小时以后, 如果局部肿胀仍然比较明显, 则可以改为局部热敷。

6 拔牙伤口愈合需要多长时间?

一般拔牙后 1 周左右, 口腔内的伤口可以初步愈合, 而镶牙或种植牙则需要在拔牙术后 3 个月以后再进行。

7 为什么说智齿危害很大?

不是所有的智齿都有危害。比如, 智齿若能顺利萌出, 位置正, 且与对殆牙有咬合接触的, 就没有危害。

但是大部分智齿都容易发炎, 因为容纳智齿生长的颌骨空间不够, 会造成智齿萌出困难。有时候会在牙冠与龈瓣之间形成一个潜在的盲袋, 盲袋内经常会 "藏污纳垢", 且不易被清除。当机体免疫力下降时, 就会发生智齿冠周炎。如果炎症加重还会逐渐发展为冠周脓肿, 严重的还会发展为颌面部蜂窝组织炎或骨髓炎。有时候智齿会斜向邻牙生长，造成邻牙的龋坏。

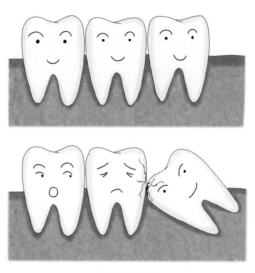

智齿的危害

8 智齿在什么情况下需要拔除？

当出现以下情况时需要拔除智齿：①当智齿由于位置不正形成一个难以清洁的盲区，萌出后容易引起食物残渣堆积，易发生龋病，进而影响相邻牙齿的健康或反复冠周炎发作；②当智齿没有对殆牙而伸长，与邻牙之间容易发生食物嵌塞而导致龋病；③已经萌出的智齿由于方向、位置不正，与对殆牙没有咬合接

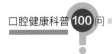
触，没有咬合功能。

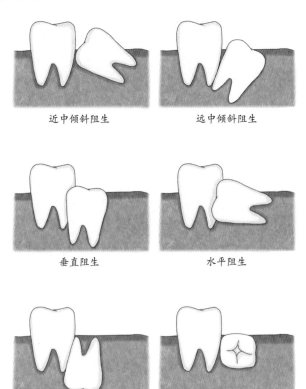

近中倾斜阻生　　　　　　远中倾斜阻生

垂直阻生　　　　　　　　水平阻生

倒生阻生　　　　　　　　颊向阻生

需要拔除的智齿

❓9　乳牙蛀了，需要拔除吗?

　　发生龋坏的乳牙，尽管以后会替牙，但是也不要
轻易拔除。一旦发现蛀牙，应该及时到医院进行修

补，若龋坏已经侵及牙神经，则需要做根管治疗。对于龋洞大、缺损修复面积大的乳牙，在完成治疗后还应该做保护性牙套，以延长使用寿命。如果实在无法保留需要拔除乳牙，应该在拔除后制作间隙保持器。

10　女性在生理期可以拔牙吗？

女性应该避开生理期进行拔牙，最好在生理期结束 3 天以后再拔牙。

11　怀孕了能拔牙吗？

妊娠期间除了必须拔除的患牙之外，最好不要拔牙，尤其是有习惯性流产或早产史者。如果必须拔牙，应在术前口服适量镇静药，并在术前术后 1 ～ 2 天注射黄体酮。宜选择在怀孕第 4、5、6 个月期间拔牙，且需要使用不含有肾上腺素的麻醉药。

12　老年人拔牙需要注意什么？

有全身系统性疾病的老年人若要拔牙，术前应该做好全面检查，在全身系统性疾病控制稳定的情况下再进行拔牙。80 岁以上高龄老年人因为耐受力相对较差，出现危险的机会较多，是否需要拔牙应该权衡利弊，充分考虑后再做决定。如必须拔牙，应在家属陪同下进行，以防拔牙后的归家途中出事。

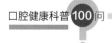 13　患有心脏病能拔牙吗？

心脏病患者若存在以下情况不建议拔牙：近期内发生过心肌梗死，或心肌梗死控制后不足 6 个月者；近期心绞痛频繁发作，并伴有心肌缺血者；心力衰竭者；未控制的心律不齐者；心功能 Ⅲ～Ⅳ 级，或有端坐呼吸、发绀、颈静脉怒张、下肢水肿等症状者；心率在 100 次／分以上的心律不齐及房颤患者；室性早搏连发者；Ⅲ级房室传导阻滞且心率在 50 次／分以下者。

心脏病手术（如放支架、换膜等）后服用抗凝血药的患者应该在心血管内科医生指导下停药数天或减少抗凝血用药量后进行拔牙。

14　患有糖尿病能拔牙吗？

糖尿病患者如果要拔牙，血糖需控制在 160 mg/dl（8.88 mmol/L）以下。对于正在接受胰岛素治疗的糖尿病患者，最好在早餐 1 小时后进行拔牙，同时拔牙术前术后需要服用或注射抗菌药物以预防感染。未经控制的糖尿病患者禁止拔牙。

❓》15　曾因癌症接受过放疗能拔牙吗？

口腔颌面部恶性肿瘤患者，在接受放疗后的 5 年内不能拔牙，因为拔牙可能会造成创口的骨组织坏死或引发放射性骨髓炎。

准备对颌面部进行放疗的患者，应在术前进行口腔检查，等口腔治疗完成后再行放疗。

❓》16　蛀牙是虫牙引起的吗？

蛀牙又称龋齿，是牙齿在以细菌为主的多种因素影响下，牙体硬组织发生的慢性进行性破坏，是多种因素共同作用的结果。细菌的存在是龋病发生的先决条件。食物的精细程度、糖的种类、糖的摄入量和摄入频率都与蛀牙密切相关。所以，蛀牙并不是虫牙引起的，也不存在虫牙。

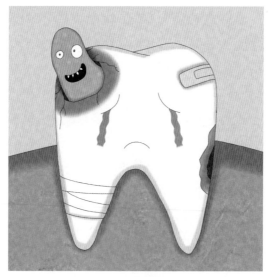

蛀牙

❓ 17 牙齿蛀了为什么会痛?

蛀牙会使牙齿出现一个窝洞,如果没有及时治疗,蛀牙进一步发展,靠近"牙神经",就会逐渐出现疼痛的感觉,从对酸甜敏感发展到冷热刺激痛,当累及"牙神经",就会演变成牙髓炎,在没有任何刺激的情况下出现剧烈疼痛,夜晚甚至会更加严重,疼得难以入睡。

18 蛀牙了，但是不疼，还需要补牙吗？

蛀牙就算不疼也需要补。如果不补，蛀牙的面积会越来越大，位置会越来越深，还会产生冷热刺激痛，进一步发展还会导致自发痛（就是不吃东西也会痛）。再发展到一定程度，等牙齿蛀空了就只能拔掉。这样不仅费时费钱，人还受苦。

19 牙齿补过以后就一定不会痛吗？

补过的牙齿还是有可能出现疼痛的。比如，补牙操作过程中刺激到了牙神经，或补牙材料离髓腔近，补牙后都可能出现疼痛不适。

这种情况下，可以请医生去除充填物，重新垫底或者安抚后再重新充填。此外，如果将牙髓炎误当成龋齿治疗，或者有细小的露髓孔未及时发现都会引起术后疼痛。以上情况，需要做根管治疗。充填体过高也会在术后出现咬合痛，应该及时复诊去除咬合高点。

20 补过的牙就不会再蛀了吗？

补过的牙齿还是有再蛀的可能。比如，补牙材料和正常牙齿之间有微小缝隙，细菌和食物可以通过这一微小缝隙入侵；在补牙过程中，没有将腐质去除干净；补牙后没有注意口腔卫生等，都有可能再次引起蛀牙。

所以补完牙后也不是万事大吉，除了找一个靠谱的牙医，定期复诊也很重要。

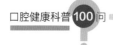 21 乳牙反正要换，为什么还要补?

不能小看乳牙，它们承担着婴幼儿咀嚼、发音、美观等功能。乳牙蛀牙严重会引起疼痛，婴幼儿进食减少，就会影响到营养的摄入；若婴幼儿咬合运动减少，颌骨的生长发育也会受到影响；乳牙根尖炎症严重时甚至会波及恒牙的牙胚，影响相应恒牙的发育。此外，蛀牙变黑或者缺失，特别是前牙，会影响到婴幼儿的形象和发音，不利于其心理健康。

所以，当乳牙出现蛀牙情况时要及时进行治疗，不能轻易拔掉。

乳牙是从胎儿 2 个月开始发育，5 个月开始钙化，出生时第一恒磨牙（六龄牙）牙尖就已经有少量钙化。胎儿期和学龄期是牙齿发育钙化的重要阶段，此时给孩子补充足够的钙和维生素 D，多晒太阳，对牙齿的健康发育有重要意义。牙齿一旦萌出，牙冠钙化就已经完成，这个时候机体吸收的钙已经不能钙化牙齿了，但是可以通过窝沟封闭来预防蛀牙。

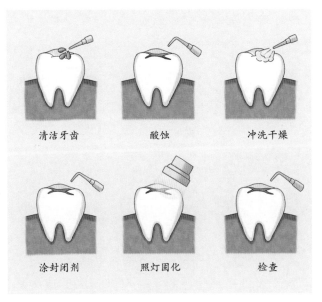

窝沟封闭

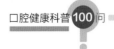 23 牙髓炎发作时为什么这么痛？

牙齿内部的牙髓腔内有大量的神经纤维，如果龋齿或外伤等导致牙齿破损达牙髓腔，牙神经就会受外界刺激而感到牙齿疼痛。

牙髓腔是一个密闭的腔隙，牙髓炎发作时，炎症引起的水肿无法引流会压迫牙神经进一步加重疼痛。

24 为什么牙病会引起脸肿？

当牙齿发生根尖炎症或者智齿冠周炎时，脓液会穿破骨膜入侵相邻组织间隙，导致间隙感染，出现头面部的"红、肿、热、痛"症状，而且体温升高，严重时毒素入侵血液造成菌血症和脓毒血症，甚至危及生命。所以出现脸肿的情况要及时治疗，必要时切开引流，并使用抗生素加以治疗。

25 牙龈"鼓包"是为什么？

牙龈"鼓包"往往是牙根发炎引起的。当牙根炎症破坏牙槽骨，到达牙龈下，局部就会形成小脓包。因此，当出现牙龈"鼓包"时一定要及时看医生，这是提醒你该做牙齿治疗了。

根管治疗是目前最有效且最常用的治疗牙髓炎及根尖周炎的方法。它是指通过机械预备的方法来去除髓腔和根管内的感染、坏死的牙髓，通过药物消毒和根管充填来防止再感染的一种治疗。后期需要配合冠方的缺损修复，来促进根尖周炎的愈合或者防止根尖周炎的再发生。

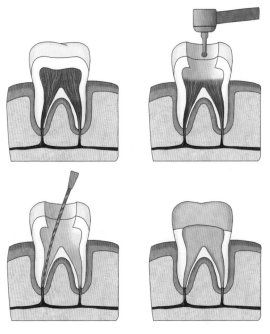

根管治疗

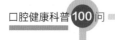
27 没有牙神经的牙齿还能用吗?

当出现牙髓炎或根尖周炎的时候,医生要把牙神经摘除。失去牙神经的牙齿意味着失去了营养支持,牙齿的物理抵抗能力就会降低。因此,在"杀神经"后,建议做一个牙套把牙齿保护起来,在隔绝外界刺激的同时,增强物理抵抗能力。需要注意的是,做了牙套之后不可以咬太硬的东西。

28 牙神经被拿掉后,牙齿还会痛吗?

牙神经被摘除后,有些牙齿还是会疼痛的。这是因为牙齿内除了主要根管外还有许多侧支根管,而这些侧支根管用常规"杀神经"的方法有时很难清理掉,需要在"杀神经"后继续配合药物的渗透治疗,将它们彻底清理干净。当然,根管治疗的成功率也不是百分之一百,如果侧支根管无法清理干净,牙齿就有被拔除的可能。

29 牙神经抽掉后牙齿不痛了,还需要复诊吗?

根管治疗是一个复杂的过程,只有完成所有步骤，才能将感染物质彻底清除，光将牙神经抽掉是远远不够的。在根管治疗完成后，还需要为牙齿做一个牙套来防止折裂。

❓◗ 30 牙周病可怕吗？

目前在中国，牙周病的发病率高达 90% 以上。

牙周病是机体在内外刺激因素的共同作用下，牙周组织发生的一种口腔常见疾病，它在早期没有明显疼痛症状，但是发展到后期会引起牙齿的松动、脱落，是一种不容忽视的疾病。牙齿好比是树木，而牙周组织就是树根周围的土壤，若树根周围的土壤发生改变或流失，土质就会变坏，土量也会越来越少，导致树根裸露，随着土壤的进一步破坏，树木就会摇晃，树根难以稳固，相当于"牙齿松动"。

❓◗ 31 引起牙周病的主要原因是什么？

长期的不良口腔卫生习惯是牙周病的元凶。不良的口腔卫生环境意味着牙垢、牙菌斑、牙结石的堆积，细菌在窄而深的牙周袋中产生的毒素进一步引起牙龈和牙齿结合的分离，甚至导致牙槽骨的破坏，由于失去了骨质的支持，牙齿逐渐松动甚至脱落。牙周病也是中年人牙齿脱落的主要原因。

但是牙周病的发生是多因素共同作用的结果，比如不良生活习惯、全身系统性疾病等。因此，牙周专科医生会针对不同的患者制订个性化的治疗方案。

32 怎么知道自己得了牙周病？

慢性牙周炎在早期可以表现为刷牙、进食或咬水果时牙龈出血，严重者在不刷牙或不吃东西的情况下轻轻吸吮牙龈也会出血；口腔有腥臭味、牙面有牙结石堆积等。

牙周病发展到后期，会出现牙龈边缘与牙面分离，牙缝变大；牙龈周围反复肿胀、疼痛，挤压边缘有脓液溢出；牙齿咀嚼无力、松动及浮起感，严重者甚至自行脱落等。

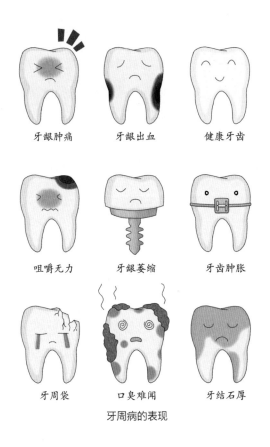

牙龈肿痛	牙龈出血	健康牙齿
咀嚼无力	牙龈萎缩	牙齿肿胀
牙周袋	口臭难闻	牙结石厚

牙周病的表现

33 牙周病有遗传性吗？

　　牙周病不是遗传性疾病，但某些特殊类型的牙周病往往有家族史，即父母与子女可共患此病。可以简单地理解为如果父母患有严重牙周病的，其子女的机体对牙周致病菌的免疫功能低下，患上牙周病的概率

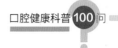

相对比较高。一旦患上牙周病，病情重，进展快，治疗效果相对较差。因此，如果父母患有严重牙周病，自己一定要有早期的风险防范意识，自觉养成良好的口腔卫生习惯，定期进行牙周健康检查，做到早发现、早治疗、早控制。

34 牙周病有传染性吗?

牙周病不是传染性疾病，但在牙周病的治疗过程中，不规范的操作可能会引起交叉感染，使患者染上传染性疾病。所以一定要选择正规的口腔医疗机构进行治疗，治疗使用的医疗器具必须保证一人一用一消毒。

35 牙龈出血应该怎么办?

牙龈出血主要是局部牙龈炎症的表现，如果没有得到及时治疗，炎症会逐渐从表浅的龈沟向深部的牙周组织扩展和破坏，发展成重度牙周炎，最终引起牙齿松动、脱落。

但是，牙龈出血也有可能是某些全身系统性疾病的口腔表现，如高血压、糖尿病、肝性疾病、艾滋病等，以及白血病、血友病、血小板减少性紫癜、再生障碍性贫血等各种血液病都会出现牙龈出血的症状。一旦牙龈有异常的出血，必须尽早到医院检查，如怀疑为全身因素所致者，应及时进行相关检查、明确出血原因，请相关科室医生会诊，及早对因对症治疗。

36 牙龈为什么会流脓？

牙龈脓肿、牙周脓肿、冠周脓肿、根尖周脓肿都会引起牙龈流脓。如果出现这些情况，应及时去医院就诊治疗。

前面三种情况的治疗方法为局部手术治疗和全身抗菌治疗，急性期以手术切排引流为主，慢性期以龈上洁治、龈下刮治和局部药物治疗为主。根尖周脓肿则应进行根管治疗。

37 牙龈为什么会发黑？

大部分健康人的牙龈颜色是淡粉红色的。有少数人牙龈表面由于机体本身的内源性物质如黑色素和血红蛋白的含量变化，会出现弥漫云雾状的黑色素沉积。而有的人由于来自机体之外的物质，如重金属盐类（铅、汞）、染料、烟草植物性色素等物质经过血液循环被吸收到体内而造成牙龈的色素沉积，表现为牙龈边缘带状或线状的浅灰色或蓝黑色的色泽改变。以上情况往往无临床病理意义，也无须做任何治疗。

但如果牙龈或上腭部黏膜出现黑色素沉着区，表面变得粗糙隆起、容易出血或出现肿块，则应该尽早就诊、及时治疗。

38 牙缝大容易嵌塞食物需要治疗吗?

短时期的食物嵌塞会让人感到牙龈有胀痛不适，反复嵌塞不仅容易发生蛀牙，还容易压迫牙龈导致牙周病的发生，严重者还会引起牙齿松动。所以当出现"塞牙"时，应该尽早使用牙线清理，并请医生查明原因，对症处理。

39 食物容易塞牙缝怎么办?

"塞牙"的原因不同，处理方法也不同。

牙龈萎缩造成的食物嵌塞，推荐大家在刷牙后使用牙线、牙缝刷或冲牙器来进一步清理，持续保持牙间隙无食物残渣滞留。

牙齿磨损不均匀造成的食物嵌塞，应该请牙医调整牙齿形态，修除过高的牙尖或陡峭锐利的牙冠边缘，防止食物嵌入滞留区，从而防止牙齿出现龋坏和预防牙周病发生。

❓ 40　人老了就一定会掉牙吗？

不会，掉牙大多是牙周病引起的。

随着年纪的增大，牙周组织会出现一定程度的"生理性"萎缩，表现为牙根逐渐暴露，但是这种萎缩并不会引起牙齿的脱落。牙齿之所以会松动、脱落，主要是牙周组织长期炎症造成的牙槽骨萎缩。这些人在年轻时可能就已经患上牙龈炎，因为牙龈炎早期症状不明显，没有得到及时的治疗，牙龈炎发展成重度牙周炎，最后才导致牙齿松动、脱落。

所以应该在年轻时定期进行牙周健康检查，对牙龈进行呵护，保持良好的口腔卫生习惯和正确的刷牙保健方法，这样即使上了年纪也不会发生"老掉牙"的情况。

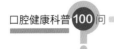
 41 通过洗牙就能治好牙周病吗？

不能。

洗牙只是牙周系统治疗中最基础的部分。牙周基础治疗除了洗牙之外还包括患者日常的口腔卫生习惯养成，吸烟等不良生活习惯的戒除。中、重度牙周炎患者除了洗牙之外，还需要接受后续治疗，比如龈上洁治、龈下刮治、翻瓣手术、修复、正畸等。以上治疗我们统称为牙周系统治疗，也是目前治疗牙周病最好的办法。

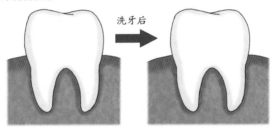

你以为的洗牙

洗牙后

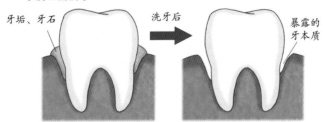

实际上的洗牙

牙垢、牙石

洗牙后

暴露的牙本质

洗牙的重要性

42 经常洗牙为什么牙龈还会出血?

牙龈出血是牙周病的典型表现,应该请牙周专科医生进行诊断、治疗。病情较重的牙周炎,单靠洗牙并不能消除"病根",还需要进行"深度治疗"。

除了医生的椅旁治疗,患者自身也应该养成良好的口腔卫生习惯,学会正确使用护牙工具,才能保证治疗后有长久的效果,能最大限度地防止牙周病的复发。

43 牙周病为什么这么容易复发?

很多人都误以为只要每半年或一年洗一次牙就是牙周治疗了。殊不知治疗后的牙周健康疗效能否持久,不但需要医生的专业技术,更大程度上取决于患者能否坚持自我口腔卫生保健,两者缺一不可,只有这样才能达到既治标又治本的确切疗效。因为经过牙周系统治疗后,如果患者不能维护好口腔卫生,菌斑再次堆积又会促成牙周炎症的发生。所以牙周病治疗想取得良好持久的疗效,患者必须积极参与、主动配合,真正让患者成为自己牙周健康的第二个医生。

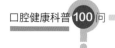

44 牙周病能根治吗?

牙周病在早期是可防、可控、可治的,但是发展到晚期不仅治疗难度大、费用高,而且预后也不明确。

牙周病的早期阶段是治疗的最佳时机,其主要症状为牙龈轻微红肿、牙龈出血。在这个时期,如果能及时发现并予以积极认真的规范化治疗,炎症是完全可以终止和治愈的。但是由于没有疼痛,加上牙膏广告的错误引导,很容易被忽视。当它发展到牙周病的晚期即重度牙周炎阶段时,就会出现深牙周袋,牙槽骨的不可逆吸收,表现为咀嚼无力、牙齿松动,甚至牙周反复脓肿等现象,牙周病治疗可以控制疾病的发展,但是无法将破坏的骨质进行复原(除了垂直吸收外)。若疾病继续发展,牙齿周围的骨质被完全破坏就会变成口腔中的一个病灶,也就没有保留价值了。

所以,如果发现自己得了牙周病就应该尽早治疗,控制疾病的发展。

45 吃消炎药能治好牙周病吗?

不能。牙周病的药物治疗原则首先应该以局部基础治疗为主，必要时再考虑使用全身抗菌药物，全身抗菌药物对牙周组织只起到辅助性疗效。

因为虽然牙周炎是牙菌斑堆积所致的牙周组织炎症，但是牙菌斑生物膜有着较顽固的致密结构，对抗菌药物有较强的抵御能力，且病变多位于深而窄的牙周袋内。全身用药达到这些局部微小组织的有效浓度相对较低，往往达不到理想的效果，并且大量、长期使用抗菌药物易诱导机体产生耐药菌株，引起体内的胃肠道菌群失调和其他的药物副作用等不良刺激反应。

洁治、刮治、根面平整等物理机械方法和口腔卫生宣教才是牙周治疗最主要、最基础的方法和原则。局部治疗优于全身用药的原因是置入局部微小组织的抗菌药物制剂，可达深牙周袋底部及根分叉等器械难以到达的部位，局部的机械清理可以清除或杀灭已侵入牙周袋壁内聚积的细菌，并降低药物对全身的毒性反应。

 46 镶牙和补牙一样吗？

补牙和镶牙是两种不同的治疗。

补牙是对因为蛀牙或外伤等原因造成的牙齿缺损

部分进行充填，从而恢复这颗患牙的形态和功能。

镶牙，更通俗的叫法是"做牙套"。当牙齿缺损过大或牙齿缺失后，通过取模型定做义齿（又称假牙）来恢复其形态和功能。镶牙有活动假牙、固定假牙和种植牙之分。

47 缺牙后可以不镶牙吗？

缺牙的危害有以下几点：门牙缺失会影响美观和发音，患者容易产生自卑心理，更甚者会影响其心理健康；后牙缺失会导致单侧咀嚼，时间长了会引起颜面部左右两侧不对称，甚至出现颞下颌关节紊乱综合征等问题；也会使咀嚼效率下降，影响消化吸收；相邻牙齿往缺牙处移位，对殆牙会伸长，引起咬合紊乱、食物嵌塞所致的邻牙蛀牙等问题。

所以，缺牙后一定要及时镶牙，否则时间长了会有很多麻烦。

48 等牙齿掉光了一次性镶全口牙可以吗？

当单颗大牙缺失时，因为咀嚼力下降，容易形成用对侧（健康侧）牙齿咀嚼的习惯，长期单侧咀嚼，容易引起颞下颌关节紊乱综合征。当双侧多颗大牙缺失时，患者就会用前门牙咬食物，而前门牙只有切割食物的作用，无法磨碎食物，不仅影响胃肠道消化功能，而且为了使前门牙咬得更紧密，患者下颌会自然往前伸，养成下颌前伸的习惯，不仅增加了后期镶牙的难度，还会引起颞下颌关节紊乱综合征。

除此以外，全口活动牙修复也存在修复体固位差、稳定性差等问题，也不是一劳永逸的。

年龄大了牙齿会掉光，这个观念是错误的。尽早预防和治疗口腔问题，努力留住剩余的天然牙，可以避免年龄大了牙齿掉光而需要佩戴全口假牙。

❓ 49　什么牙拔掉以后可以不用镶？

大部分牙齿拔掉后都需要及时镶回去，以下几种情况除外：①没有咬合功能的智齿，也就是第三磨牙。②埋伏阻生牙，除了正畸需要或者本身有病变之外。③排列在正常牙列以外的牙齿，常见于前磨牙，又称为双尖牙。因为没有空间，硬镶上去的牙齿反而容易与相邻的牙齿引起食物嵌塞。④牙齿拔除后相邻牙齿移位严重，剩余间隙小，缺乏修复空间。

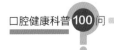
 50　什么情况下可以制作活动假牙?

缺牙的修复方法有三种:活动假牙、烤瓷桥和种植牙。

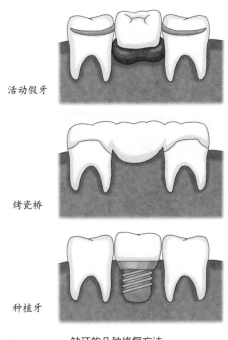

活动假牙

烤瓷桥

种植牙

缺牙的几种修复方法

随着口腔种植技术的普及,越来越多的缺牙患者选择做种植固定修复,但是活动牙仍然有它的"用武之地"。比如,缺牙的位置上存在牙槽骨、颌骨和软组织的缺损,这种情况往往是口腔肿瘤摘除术后导致的;重度牙周炎拔牙后,牙槽骨重度萎缩,使上下颌间距离过大者，也需要通过活动假牙来恢复牙龈形态；固定修复前作为临时过渡假牙等。

51 活动假牙在使用过程中可能会出现哪些问题？

佩戴活动假牙后，虽然很少出现过敏症状，但是一旦出现荨麻疹、脸麻、牙龈黏膜红肿等症状，必须拆除假牙，更换材质。

单颗牙的活动假牙因为体积比较小，有可能会不慎吞进肚子里，这个时候如果没有明显不适，多吃富含膳食纤维的食物，如芹菜、芦笋等，大多数都会在三天之内排出。如果排泄物颜色为暗红或者鲜红色，立即请消化科医生会诊。

因为活动假牙需要每天摘戴，如果佩戴的时候出现松动或假牙出现折断，应该及时请牙医修理或重新制作。

52 活动假牙使用多久后需要更换？

活动假牙的使用寿命同修复医生的技术以及使用的材质有关。总体来说，在使用 5 ～ 8 年以后都需要更换。因为随着使用时间的增加，牙槽骨会出现不同程度的吸收，导致假牙和口腔之间不贴合，固位力和稳定性随之下降。此外，假牙表面也会堆积菌斑而难以去除。在使用期间有任何问题，应该及时找医生调整，还要学会平时的护理来延长假牙的使用寿命。

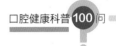 **53 如何知道活动假牙需要换新了？**

当出现以下情况，就是在提醒你可以将现在的活动假牙进行更换了：假牙出现明显变形，经过调整也没法在口腔内就位；假牙表面经过长期磨耗已经没有正常的窝沟形态，导致咀嚼力降低，吃东西很吃力；固位用的卡环折断、破损，活动牙固位差，在口腔内会活动，医生没法修理的时候。

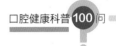 **54 戴用全口假牙时需要注意哪些问题？**

（1）全口假牙在佩戴之初会不适应，需要反复找医生调改，也需要坚持佩戴，顺利渡过磨合期。

（2）刚佩戴全口假牙后应该先吃软的、细的食物，慢慢过渡到硬的、粗的食物。

（3）每天晚上睡觉前摘下假牙，泡到凉水里，且每天吃完东西后要清洗假牙，或者用假牙清洁片进行浸泡消毒。

（4）使用3～5年后进行复诊，对假牙进行调整，5～8年后换新。

55 什么情况下需要做牙套？

制作牙套的目的是恢复牙齿的美观和功能。比如，当牙齿因为四环素牙、牙髓坏死导致牙齿变色时，可以通过制作牙套来遮色；当牙齿间牙缝大时，可以通过制作牙套来关闭间隙；当牙齿不整齐时，可以通过制作牙套来改善牙齿的排列；当牙齿缺损比较大，无法通过补牙来恢复时，可以通过制作牙套来恢复其功能。

56 做了烤瓷牙、全瓷牙后，牙齿就不会出问题了吧？

做了烤瓷牙、全瓷牙，并不意味着就万事大吉了，还需要注意以下几点：①不建议咬太硬的东西，比如蟹脚、核桃等，否则容易造成基牙的牙根折断或烤瓷牙崩瓷。②不能经常吃太黏的东西，否则时间长

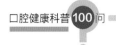
了容易造成烤瓷牙松脱。③需要注意口腔卫生，否则相应的牙齿容易牙龈发炎，也可能引起继发龋坏。

57 烤瓷牙、全瓷牙的保质期是多久？

烤瓷牙、全瓷牙如果没有出现问题，可以不用刻意更换。但是如果出现诸如牙齿疼痛、崩瓷、食物嵌塞、基牙继发龋坏等情况，则需要拆除牙套。

58 牙齿戴了牙套后为什么会疼痛？

刚刚佩戴好牙套后，一部分患者会感觉疼痛，多数原因是牙套和旁边的牙齿接触太紧，这种情况一般都会自行消除；如果咬起来痛，一般是由牙套太高、咬合力太大引起，需要请医生调𬌗。还有一部分患者在佩戴牙套后出现牙齿冷热敏感，这个时候应该避免进食过冷、过热的食物，多数情况下能自行缓解，如果症状加重，比如出现自发痛，则需要做根管治疗。

当佩戴牙套一段时间后出现牙齿疼痛，多数原因是牙套里的牙齿或牙龈出现问题，如蛀牙导致的牙神经发炎或牙根发炎，口腔卫生不良导致的牙周组织发炎等，这时需要拆除牙套进一步检查诊断后再对症处理。

59 牙齿套上牙套就不会再蛀了吗？

一般情况下，经过专业处理，套上牙套的牙齿是不会发生蛀牙的。但是有些情况下，牙套内的牙齿还是容易发生蛀牙。比如，牙冠边缘不够密合，食物残渣掉入牙套和牙齿的接缝，没有及时清理；佩戴牙套前，蛀牙没有清理干净，或者蛀牙的位置被遗漏；佩戴牙套后不注意口腔卫生，牙套未覆盖到的部位出现了蛀牙。

60 什么情况下需要牙齿矫正？

随着经济水平的提高，牙齿矫正变得越来越普及。当您有以下问题，就可以考虑接受正畸治疗：牙齿排列不整齐、龅牙、地包天、牙齿之间有缝隙等影响到美观；牙齿咬合时门牙或后面的牙齿和对殆牙无法接触等咬合问题；或者在镶牙之前基牙牙位不正，扭转过度，医生也会建议在镶牙之前做简单的局部矫正。

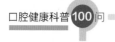

61 儿童多大年龄可以开始牙齿矫正?

近几年口腔界越来越重视儿童牙齿的早期矫治。早期矫治可以开始于儿童3岁左右，也就是乳牙完全萌出以后，一直伴随到替牙结束。内容包括反𬌗的解除、缺牙间隙的管理、颌面部的颜面管理等。前牙反𬌗，俗称"地包天"，一经发现需要尽早干预，可以通过佩戴功能矫治器解除，引导颌骨的正常发育；"龅牙""下颌后缩"等问题也可以在早期进行矫正，控制颌骨的发育，从而改善患儿的面型，降低后期矫正的难度和拔牙矫正的概率；当乳牙脱落，恒牙还需要很长一段时间才能萌出时，需要为缺牙做"间隙保持器"，防止间隙丢失引起的一系列问题。

62 成年人可以矫正牙齿吗?

成年人只要不伴有严重的或未控制的牙周疾病的，都可以进行正畸治疗。牙龈健康的女性患者就算处于备孕期或妊娠期，只要能保持好口腔卫生也是可以接受正畸治疗的。但是成年人牙齿移动的速度要比儿童缓慢，因此疗程更长，且矫正后一般需佩戴更长时间的保持器。

63 为什么矫正牙齿需要这么长时间?

牙齿矫正短则需要 1.5 ～ 2 年时间，长则需要 3 年以上。这是因为牙齿的移动速度必须控制在科学合理的范围之内，一个月的移动距离是 1.5 ～ 2 毫米。如果超出了这个合理的范围，牙齿受到过大的力量，移动得过快，牙根容易吸收，严重者还可能发生松动甚至脱落。

牙齿矫正时间的长短因人而异，同矫正难度、使用的矫正器以及患者的配合度都有很大的关系。

64 做了牙齿矫正以后，年纪大了牙齿会松动吗?

只要牙周健康，在正确的施力下，牙齿矫正不会对牙齿造成伤害，也不会造成远期的牙齿松动。但是在矫正过程中，因为牙槽骨受压吸收，牙齿会出现一定程度的松动及咬合疼痛，但是随着牙齿移动到新的位置，这个现象会自行消失。通过矫正治疗，牙齿排列整齐，更有利于后期的牙周维护，降低牙周病的发病率。至于有一部分患者在年轻时接受过正畸治疗，年老后牙齿出现松动，往往是牙周病造成的。所以，养成良好的口腔卫生习惯，定期找牙医进行口腔检查应该贯穿我们的一生。

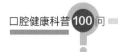 65 牙齿矫正后会变成"牙套脸"吗？

口腔正畸领域其实并没有"牙套脸"这一学术概念，这只是民间的说法，它表现为颊部和太阳穴凹陷，颧骨突出，法令纹加深，看起来整张脸消瘦、老态。在临床上这些情况也确实真实存在。但是研究表明，是否会变成"牙套脸"，与拔牙与否没有显著性联系。如果拔牙矫正患者，在矫正结束后出现"牙套脸"，可能是因为拔牙矫正往往是复杂病例，矫正时间比较长，矫正期间咀嚼变少，咀嚼力下降，进而导致面部肌肉萎缩。此外，也与胶原蛋白流失有一定关系。

66 怎样才能避免形成"牙套脸"？

"牙套脸"虽然存在，但是并不可怕，采取以下预防措施能大大降低其发生率：矫正期间不要只吃半流质食物，除了山核桃、骨头、鸡翅等硬质且需要"啃咬"动作的食物之外，正常的食物都可以吃，还可以增加脂肪的摄入，避免体重下降导致的面部消瘦；平时多做表情肌训练，矫正结束后多嚼口香糖来减少面部肌肉的萎缩；矫正结束后，根据情况还可以进行面部的美容注射治疗。

67　为什么有的患者矫正牙齿时需要拔牙？

在正畸患者中，大约65%的患者都需要拔牙。有些患者牙齿重度拥挤，也就是说颌骨太小，牙齿太大，颌骨的空间容纳不下这些牙齿，如果强行将牙齿排整齐，矫正结束后就会变成"龅牙"；还有一些患者牙齿虽然拥挤不严重，但是存在"龅牙""嘴突"等情形，只能通过拔牙将前面的牙齿内收来改善嘴唇的突度；还有一部分患者拍完片子才发现颌骨里存在"埋伏牙"，这种情况往往也需要提前拔除牙齿，否则会在矫正过程中影响牙齿的移动。

68　做矫正的时候，医生让拔牙我坚持不拔可以吗？

矫正方案都是医生在经过头影测量、牙弓长度测定等一系列分析研究后得出的结论。如果是处于临界的病例，可以同医生商量，先不拔牙矫正，根据矫正过程中牙齿突度、面型的变化来调整方案。但是如果是很明确的拔牙病例，若不拔牙而是强行排齐，牙齿就会"散出去"，形成"龅牙"，不仅影响美观，还会影响牙齿的咬合和关节的功能。

69 拔牙矫正以后会有什么不良影响？

在矫正方案制订之前，医生都会进行认真的检查和分析，只要患者没有全身系统性疾病，手术操作规范，患者在术后严格遵医嘱，保持良好的口腔卫生，拔牙后1周就可以进行牙齿矫正。矫正后，医生会将这些拔牙间隙关闭，并通过这些间隙将全口的牙齿排列整齐。牙齿变得整齐美观的同时，也更有利于患者将牙齿刷干净，并不会对口腔和全身系统产生不良的影响。

70 拔除智齿能让脸变小吗？

拔除智齿并不能瘦脸。因为智齿是长在颌骨里的，本身并不具备将脸部撑大的作用，所以拔除后也不会使脸变小。脸型的胖瘦主要同颌骨的形态、颊部脂体容积等有关。当然，有些复杂智齿拔除后，术后反应明显，患者饮食受到影响，因为身体变瘦了，脸型可能会看起来比较小。

71 矫正牙齿过程中戴着牙套如何保持口腔卫生呢?

牙齿矫正分为活动矫正和固定矫正。活动矫正器是可以取下来的，所以每次吃完东西后都应该将矫治器取下清洗，同时将自己的牙齿刷干净。而固定矫治器是不能取下的，所以应该花更多的时间将矫正器周围的软垢、食物残渣等仔细刷干净，可以配合使用牙缝刷或专用的正畸牙刷等辅助工具。

72 矫正牙齿过程中可以正常饮食吗?

在矫正过程中，尤其是佩戴常规的固定矫正器时，还是有一定的饮食禁忌的。比如，太硬的食物，像骨头、甘蔗、蟹脚、山核桃等，太黏的食物，像年糕等都尽量不要吃，否则会损坏或使粘固在牙齿表面的矫正器损坏，而且太黏的食物容易粘到矫正器里，很难清理干净。

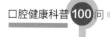

73 牙齿矫正会引起牙龈退缩吗?

牙龈退缩的两个主要元凶是创伤和菌斑。若本身的牙槽骨和牙龈比较薄,在矫正力的作用下,确实会引起一定程度的牙龈退缩,在术前需要认真评估;此外,在矫正过程中,如果不好好维护口腔卫生,菌斑堆积在牙龈边缘,加上错误的刷牙方法也会引起牙龈的退缩。

74 牙齿矫正后必须佩戴保持器吗?

大部分的矫正病例在治疗结束后都必须佩戴保持器,有一部分患者如成年牙周病患者还需要终身佩戴保持器。保持器的功能是帮助我们维护矫正的成果,防止复发,是牙齿矫正的一部分。为什么矫正后牙齿还会复发?这是因为牙齿改形后,其周围的软组织如唇肌、颊肌等尚未建立肌力平衡,此时的牙列并不稳定,容易在这些肌肉力量的作用下反弹。只有通过佩戴保持器,给予以上软组织足够的时间进行生物学的改建,最终达到平衡才算矫正结束。

❓◗ 75 矫正结束佩戴了保持器还会复发吗?

矫正结束后，只要认真佩戴保持器到一定时间，就能大大降低复发的概率。保持器一般的佩戴时间为两年，前半年需要昼夜佩戴，除了吃饭，其余时间都要求佩戴；半年后改为白天隔天+夜间佩戴；一年后，逐渐减少为夜间佩戴。

❓◗ 76 种植体材料安全吗?

种植体材料为纯钛，除了用于种植牙外，还广泛用于人工骨关节、美容整形等医学领域，其性能稳定、安全，与人体组织有良好的生物相容性。

❓◗ 77 种植牙和自己的牙齿有什么区别?

种植牙和天然牙的主要区别在于同牙槽骨的结合方式。种植牙通过"骨整合"与牙槽骨进行结合，两者之间没有牙周韧带，当受到过大的咬合力时，没有"缓冲"，也没有"警报器"，所以相对来说容易受力过大而出现种植体破坏。天然牙则不同，由于牙周韧带的缓冲和感受器的提醒，当咬合力过大时，牙齿会感到疼痛，避免了咬合创伤的发生。

除此之外，种植牙几乎仿真天然牙，外形相似，也能达到天然牙 90% 以上的功能。

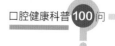 78　种植牙与烤瓷桥有何不同？

在种植牙还未问世以前，牙齿缺失后最常用的方法是制作烤瓷桥。烤瓷桥也是一种固定修复，相比较活动牙，它不需要每日取下来清洗，外观美观，使用舒适。遗憾的是，这是一种有创的治疗，需要磨除缺牙相邻的两颗牙齿用来搭桥固定。而种植牙只需要在缺牙区植入种植体，等骨整合完成后，将烤瓷冠固定于种植体上即可。种植牙的缺点是费用高，还需要实施手术，有一定的手术风险。但是，目前种植修复仍然是缺牙修复的首选治疗方法。

79　什么情况不建议种牙？

种植牙越来越普及，逐渐成为口腔诊疗机构常见的门诊手术。但是种植手术也有它的禁忌证。如全身系统性疾病未控制者；牙周病未控制者；严重酗酒、吸烟的患者；放疗后的患者；张口受限影响手术实施的患者；患有严重心理障碍的患者；妊娠期、月经期的患者等。

80　口内有种植牙可以乘坐飞机吗？

种植牙由三段组成：种植体、基台和冠。种植体和基台的材质是纯钛，不存在安全和过安检的问题，冠的材质差异很大，如果材质是合金或合金烤瓷，过安检的时候可能会响，但是不会影响通过。

乘坐飞机前 2 ～ 3 周接受过上颌窦外提升手术的患者，为了避免大气压对上颌窦、种植牙、骨粉的作用，建议暂缓乘坐飞机，以免种植体掉入上颌窦内。

81　口内有种植牙可以接受磁共振检查吗？

种植牙由种植体、基台和冠组成。其中，种植体和基台的材质是纯钛，对于磁共振没有影响。牙冠的材质差异很大，如果是合金材料或者合金烤瓷，会造成磁共振的伪影，导致影像不清晰，检查中途技师可能会建议拆除种植体的上部，修复后再重做磁共振检查。所以上部修复最好选用全瓷牙冠，这样在磁共振检查时产生的伪影最小。

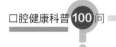 82 种植手术安全吗?

除了上面提到的种植手术禁忌证外,在全身及局部条件允许的情况下,种植手术是非常安全的。但是手术中及手术后也存在以下几个常见的并发症:①麻醉引起的风险;②若上颌骨后牙段比较薄,种植过程中有种植体掉入上颌窦的风险;③若下颌后牙段比较薄,种植体有损伤下颌神经管引起嘴唇麻木的风险;④术中、术后种植体折断的风险;⑤种植体骨整合失败,感染脱落的风险。

所以,尽量找到专业的口腔医疗机构,请有经验的专业种植医生实施手术,术后遵医嘱,尽量将手术并发症降到最低。

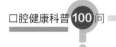 83 种植手术采用的是局麻还是全麻?

目前在局麻下就能实施大部分的种植手术。但是在极个别的情况下,还是建议采取全身麻醉。如咽喉部极其敏感,或患有严重的牙科恐惧症的患者,局麻状态下无法配合手术;手术难度大,如需全口种植或者需要大范围自体骨(骨块)移植,操作时间较长,如果使用局部麻醉,麻醉药物过量有中毒的风险;患

有一些慢性全身系统性疾病的患者，也最好选择在心电监护下手术。

84 种植手术后的不良反应有哪些？

种植手术根据手术难度、手术范围、患者的体质以及术者的操作水平不同，其术后反应有差异。一般会在术区出现红肿热痛的炎症反应表现，但1周左右都会自行消失。如果种植体位置靠近下牙槽神经管或者颏孔等位置，术后的水肿可能会导致短期的口唇麻木。术区累及上颌窦腔，在术后可能会出现流鼻涕、头痛等上颌窦炎症。以上症状如果持续不消退，应该及时就诊。

85 种植手术后的注意事项有哪些？

（1）术区咬纱布压迫止血30～60分钟，如果60分钟后术区还有渗血，继续压迫，出血较多应及时就诊。

（2）术后2小时左右，待麻醉药效果退去再进食，进软食1周，避免用术区咀嚼食物。

（3）术后24小时内避免刷牙，其间以漱口来保持口腔卫生，冰敷缓解面部肿胀症状。

（4）定时服用医师处方药物（如抗生素等），术后 1 周拆线，其间避免剧烈运动。

（5）手术 2 周内禁止佩戴假牙，行上颌窦手术后避免用力擤鼻涕等动作，避免乘坐飞机及剧烈运动，防止种植体掉入上颌窦。

（6）术后有异常疼痛、麻木或伤口裂开等情况应及时就诊。

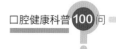 86　种牙后需要定期保养吗？

（1）种植牙相对天然牙，缺乏自我清洁能力，容易发生食物嵌塞及食物滞留。

（2）种植牙一旦感染，一般没有明显的不适症状，容易被忽略。

（3）种植牙牙龈呈长上皮结合，比较容易受到细菌侵犯，定期检查和维护，可以督促患者提高口腔卫生意识，对于种植体周围炎和黏膜炎可以做到早期预防和治疗。

（4）种植牙不会被逐渐磨耗，天然牙会被不断磨耗，所以需要定期检查牙齿有没有咬合高点，定期调殆。

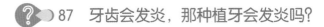 87　牙齿会发炎，那种植牙会发炎吗？

种植体本身不会发炎，但是种植体周围的组织会发炎。牙齿周围的组织发炎称为牙周炎，种植体周围的组织发炎称为种植体周围炎。而且相比较牙周炎，因为种植体表面都做了"粗糙化处理"，一旦有菌斑附上就很难清除，所以种植体周围炎的治疗难度比牙周炎更大。患者平时需要养成良好的口腔卫生习惯，如果种植体周围牙龈容易出血就意味着种植体周围的牙龈有炎症，需要及时去医院诊治。

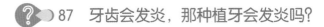 88　种植牙使用了一段时间变松了怎么办？

种植牙由种植体、基台和冠三部分组成。种植牙松动可能是三者之中的某一个部件出现了问题。大部分情况是基台或冠的固位螺丝松动，只要加力拧紧，调整咬合就可以了；如果是种植体松动，那就意味着种植失败，需要取出松动的种植体择期重新植入。当然还有种植体或螺丝折裂的可能，但是其发生率很低，一旦发生只能耐心取出。

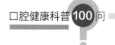

89　种植牙脱落了怎么办?

据统计,目前种植牙失败的概率大约为1%。种植牙失败主要是指种植体松动、脱落。其原因可能是当时骨整合不良,也可能是种植体周围炎。遇到这样的情况,只能清理创口再等待3～6个月重新植入新的种植体,再次植入前需要重新拍摄CBCT(锥形线束CT)进行评估。

90　为什么吃东西的时候耳朵前面会响?

这种情况多半是得了颞下颌关节紊乱综合征。颞下颌关节紊乱综合征是口颌系统的常见病,患病率高达28%～88%。颞下颌关节紊乱综合征的临床表现常以关节区疼痛为主,可伴有下颌运动功能障碍、运动时关节弹响及张口受限等症状。

91　什么人容易得颞下颌关节紊乱综合征?

颞下颌关节紊乱综合征是多因素疾病,好发于青壮年,以20～30岁最为常见,其致病因素主要包括精神心理因素、咬合因素、创伤因素、关节解剖因素及自身免疫因素、寒冷的天气等。所以年轻人,有下颌外伤史、偏侧咀嚼习惯及磨牙症者，牙列不齐咬合紊乱者容易发生颞下颌关节紊乱综合征。

92 如何诊断颞下颌关节紊乱综合征?

颞下颌关节又称"颞颌关节"或"下颌关节"，它由下颌头与颞骨下颌窝和关节结节组成，左右合成一联合关节，主理张口、闭口和咀嚼运动。

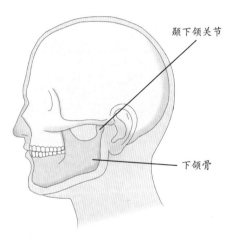

颞下颌关节

颞下颌关节紊乱综合征在临床上多数情况下通过问诊就能初步得出诊断，但是核磁共振影像是临床诊断颞下颌关节盘移位情况的金标准，对于初步诊断为颞下颌关节盘移位的患者，可借助关节双侧的核磁共

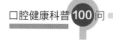

振影像来进行确诊（可观测关节盘的形态、位置及关节积液等情况）；X线是临床诊断骨关节病的金标准，对于初步诊断为颞下颌关节退行性变的患者，可借助曲面断层片、口腔颌面锥形束CT等影像来进行确诊（可观测髁状突的形态和位置等情况）。

93 颞下颌关节紊乱综合征需要治疗吗?

颞下颌关节紊乱综合征是一种自限性疾病，对于无任何临床症状（关节弹响、疼痛和张口受限等）的患者，无须进行临床干预，远期影响不大。

对于存在临床症状，尤其是关节区疼痛和张口受限的患者，若不做临床治疗进行及时的干预，慢性疼痛可能会影响心理状态；张口受限会影响到口颌系统功能；关节吸收影响颌面部美观：单侧关节吸收可引起面部偏斜畸形，双侧关节吸收可导致下颌后缩畸形。

94 颞下颌关节紊乱综合征患者平时的注意事项有哪些?

因为颞下颌关节紊乱综合征与精神心理因素、咬合关系等密切相关，所以对于患有颞下颌关节紊乱综合征的患者，日常生活中应该注意以下几点：①放松心态，保持乐观心情；②减少/避免食用坚硬、坚韧的食物；③避免大张口或长时间大张口；④注意面部防寒保暖。

95 牙齿矫正会导致颞下颌关节紊乱综合征吗？

大量的医学研究证明，颞下颌关节紊乱综合征与正畸治疗之间无明显的相关性。一般情况下，规范化的正畸治疗并不会导致颞下颌关节紊乱综合征的发生。但是因为接受正畸的患者多数为青少年，这也是颞下颌关节紊乱综合征好发的人群，因而部分在正畸治疗前或治疗后出现颞下颌关节紊乱综合征的患者误认为是正畸治疗导致了该病的发生。

96 颞下颌关节紊乱综合征患者可以进行牙齿矫正吗？

无疼痛、张口受限、弹响等临床症状的颞下颌关节紊乱综合征患者，可以考虑进行正畸治疗；对于仅

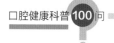

存在关节区弹响，但无疼痛和张口受限的这一类患者，若患者处于生长发育时期，切忌直接进行正畸治疗，因为移位的关节盘可能会影响髁状突正常的生长发育，应及时复位关节盘；若患者已成年，则移位的关节盘不可能再影响到髁状突的发育，可以借助X线的检查，在确认关节骨皮质连续的情况下再进行正畸治疗；对于存在关节区疼痛、关节卡锁（卡顿）、张口受限和（或）疼痛等任何一种现象的颞下颌关节紊乱综合征患者，切忌直接进行正畸治疗，需转诊颞下颌关节专科处理关节问题，待关节治疗稳定后再酌情考虑是否进行正畸治疗。

97 能否做到在牙齿矫正过程中预防颞下颌关节紊乱综合征的发作？

虽然大量的医学研究证明，颞下颌关节紊乱综合征与正畸治疗之间无明显的相关性，但是在颞下颌关节紊乱综合征与错颌畸形及正畸治疗间是否存在相关性的论点上，仍然存在较大的分歧。一些特殊类型的错颌畸形与正畸治疗不当造成的咬合干扰、下颌偏移等情况，在临床诊疗中应给予高度关注，可能会引发颞下颌关节紊乱综合征发生。正畸治疗前需要对颞下颌关节进行仔细评估，必要时请颞下颌关节科的专家进行会诊。

⁇ 98　牙齿矫正过程中颞下颌关节紊乱综合征发作怎么办？

　　如果正畸前就存在颞下颌关节紊乱综合征，随着正畸治疗的进行可能会进一步发展，如有疼痛等不适症状应及时向医生报告，以便及时应对。当出现颞下颌关节疼痛时，需要鉴别该疼痛症状是由颞下颌关节紊乱综合征造成的，还是源于其他疾病。先暂停各种正畸加力装置（包括前方牵引、颌间牵引等），去除局部刺激因素，再结合保守治疗的措施来缓解疼痛症状。主要包括物理治疗、药物治疗、行为治疗、心理辅导等。在患者疼痛症状解除，且颞下颌关节紊乱综合征进入稳定期后（颞下颌关节紊乱的症状和体征基本稳定，影像学检查结果表明骨吸收已进入静止期，髁突表面骨皮质光滑连续）才可继续进行正畸治疗。如果关节症状始终无法改善者，建议转诊至颞下颌关节专科做进一步的治疗；对于正畸治疗中反复出现颞下颌关节紊乱症状，关节病情控制不佳者，应彻底终止正畸治疗。

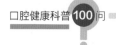 99　颞下颌关节紊乱综合征需要手术治疗吗？

大多数颞下颌关节紊乱综合征不需要处理，或仅需要保守治疗。但是，若出现以下情况，则需要进行手术治疗。

（1）存在关节盘移位、穿孔、破裂或其他关节结构的破坏，导致口颌功能严重障碍者。

（2）上述病变曾经过合理的、程序性的综合保守治疗达半年，治疗效果不理想或已失败。

（3）上述病变已严重影响患者正常的工作和生活。

但是，在手术之前需要经过医患双方的深入沟通，充分考虑社会–心理因素、磨牙症、下颌副功能及不良习惯等可能影响手术的效果。

100 颞下颌关节外科手术会引起哪些术后并发症?

与颞下颌关节外科手术治疗相关的并发症主要分为术中和术后两大方面。术中并发症主要包括出血、神经损伤、耳损伤、耳颞神经综合征、颅中穿孔、腮腺损伤等。术后并发症主要包括感染、咬合紊乱、张口受限甚至关节强直等。目前,颞下颌关节外科的手术治疗技术越来越成熟,对治疗效果的追求不仅局限于关节运动功能的恢复,还包括颜面部外形的美观。